AYUNO INTERMITENTE PARA MUJERES

Pierde peso, cultiva tu cuerpo y siéntete esplendida con esta dieta fenomenal

MARIA PALAZZI

Maria Palazzi Publishing

ÍNDICE

Introducción	v
Un poquito sobre mí	1
Advertencia	3
1. ¿Como puede ayudarte el Ayuno Intermitente?	5
2. Mi Experiencia y por qué deberías tú también hacer Ayuno Intermitente	13
3. La Facilidad, secretos y beneficios de la Dieta	17
4. Resultados que puedes esperar de esta dieta	22
5. ¿Por qué es diferente Ayuno Intermitente para mujeres?	26
6. Crea tu propia dieta paso a paso y en base a tu estilo de vida	32
7. ¿Qué tan importante es el ejercicio?	36
8. Conclusion	38

INTRODUCCIÓN

Primero antes que nada me gustaría darte las gracias por la confianza y por haberme elegido para emprender este viaje hacia el mundo del ayuno intermitente. Este libro te ayudara a que domines este mundo y logres obtener una salud excelente a través de lograr una vida saludable.

Estamos conscientes que incursionarse hacia el mundo de las dietas y perder peso puede ser tedioso y muy lento, ya hemos probado de todo desde contar los gramos, las calorías, dejar de comer las comidas que tanto te gustan y por supuesto, empezar las rutinas de ejercicios en el gimnasio. Es por esto que al no ver resultados re puedes sentir muy desmotivado y menos si no se dan en el tiempo que estableciste la meta para lograrlo.

El ayuno intermitente es un método de dieta enfocada en realizar comidas dentro de patrones más que, como sería una dieta común, en elegir qué es lo que comes.

Una de las cosas que más me llamo la atención cuando comencé a utilizar el ayuno intermitente fue que este me permitía seguir comiendo las comidas que tanto me gustan y aun así seguir ganando masa muscular, y no es para menos, ya que el ayuno intermitente es ampliamente utilizado por deportistas, atletas incluso por algunos adeptos al gimnasio.

En este libro te enseñare los diferentes abordajes hacia el ayuno intermitente, porque funciona, cuál es el secreto detrás y también vamos a derribar algunos mitos relacionados con esta disciplina.

El objetivo de este libro es enseñarte a tener un estilo de vida más saludable a medida que vas perdiendo peso y obteniendo la figura que tanto quisiste, sin tener que realizar muchos sacrificios en tu estilo de vida actual, que todos sabemos que entre el trabajo y los demás quehaceres no nos queda mucho tiempo para dedicarnos a nosotros mismos.

También me he tomado el tiempo de desarrollar planes de dietas y recetas que puedes seguir al pie de la letras.

Mi objetivo, también, no es solo educarte sino motivarte también, a dar ese paso que tanto te cuesta y tomar acción, es por esto que quiero pedirte una cosa, no te rindas a lo largo de este libro, sigue al pie de la letra mis instrucciones, prueba este método de ayuno intermitente, te prometo que al terminar este libro y aplicar paso por paso mis consejos y enseñanzas vas a lograr una vida saludable, un estilo de vida positivo basado en la felicidad y una armonía en tu cuerpo que es lo que siempre quisiste.

Sin más preámbulos, ¡vamos a comenzar!

Muchas gracias por adquirir este libro, espero que lo disfrutes así como yo disfrute escribiéndolo.

Copyright 2022 - 2023 by Maria Palazzi- All rights reserved.

This document is geared towards providing exact and reliable information in regards to the topic and issue covered. The publication is sold with the idea that the publisher is not required to render accounting, officially permitted, or otherwise, qualified services. If advice is necessary, legal or professional, a practiced individual in the profession should be ordered.

- From a Declaration of Principles which was accepted and approved equally by a Committee of the American Bar Association and a Committee of Publishers and Associations.

In no way is it legal to reproduce, duplicate, or transmit any part of this document in either electronic means or in printed format. Recording of this publication is strictly prohibited and any storage of this document is not allowed unless with written permission from the publisher. All rights reserved.

The information provided herein is stated to be truthful and consistent, in that any liability, in terms of inattention or otherwise, by any usage or abuse of any policies, processes, or directions contained within is the solitary and utter responsibility of the recipient reader. Under no circumstances will any legal responsibility or blame be held against the publisher for any reparation, damages, or monetary loss due to the information herein, either directly or indirectly.

Respective authors own all copyrights not held by the publisher.

The information herein is offered for informational purposes solely, and is universal as so. The presentation of the information is without contract or any type of guarantee assurance.

The trademarks that are used are without any consent, and the publication of the trademark is without permission or backing by the trademark owner. All trademarks and brands within this book are for clarifying purposes only and are the owned by the owners themselves, not affiliated with this document.

Please note the information contained within this document is for educational and entertainment purposes only. Every attempt has been made to provide accurate, up to date reliable complete information. No warranties of any kind are expressed or implied. Readers acknowledge that the author is not engaging in the rendering of legal, financial, medical or professional advice.

By reading this document, the reader agrees that under no circumstances are we responsible for any losses, direct or indirect, which are incurred as a result of the use of information contained within this book, including, but not limited to, errors, omissions, or circumstances,

UN POQUITO SOBRE MÍ

Mi nombre es **MARIA PALAZZI**, soy experta en salud y nutrición, de hecho no es algo que estudie solo porque me gustara, sino por vocación, disfruto de ayudar a las personas a cumplir sus objetivos y mejorar sus vidas a través del entendimiento del cuerpo, la mente, las dietas y el ejercicio; en mi opinión estos son los pilares fundamentales de un estilo de vida saludable, y como habrás escuchado muchas veces "mente sana, cuerpo sano". El cuerpo es nuestro templo y debemos de cuidarlo para que nuestra mente de todo su potencial.

En cada libro que escribo, quito un "trozo" de mis conocimientos y mi experiencia, con el objetivo principal de ayudarte con tus objetivos.

Muchas gracias
Maria Palazzi

ADVERTENCIA

Tenga en cuenta que la información contenida en este documento es sólo para fines educativos y de entretenimiento. Se ha hecho todo lo posible para proporcionar información completa fiable y actualizada. No se expresan ni implican garantías de ningún tipo. Los lectores reconocen que el autor no se dedica a la prestación de asesoramiento legal, financiero, médico o profesional.

Al leer este documento, el lector acepta que bajo ninguna circunstancia somos responsables de las pérdidas, directas o indirectas, que se incurran como resultado del uso de la información contenida en este libro, incluyendo, pero no limitado a errores, omisiones o circunstancias.

1
¿COMO PUEDE AYUDARTE EL AYUNO INTERMITENTE?

Por si te lo has perdido en mi primer libro titulado "Ayuno Intermitente" defino lo que es esta dieta, por si te lo has perdido te hago un pequeño resumen:

Si eres como yo, habrás notado que la mayoría de las dietas, las rutinas de ejercicios de las miles y quizás millones, que hay para elegir, son todas diferentes, no en el sentido de en qué se basan, sino que muchas veces se contradicen entre sí o revelan un mundo opuesto a lo que ya conocemos, haciéndonos entrar en conflicto para saber si lo que estamos haciendo o por hacer está bien o no. Una cosa que si tienen todas en común es que prometen la mejor y más fiable manera de perder peso.

Pero, paradójicamente, la mayoría de estas opciones no son saludables para tu cuerpo. Muchas veces dejan fuera los principios básicos de nutrición y elementos que tu cuerpo necesita para poder mantenerse saludable, haciendo así que sacrifiques tu salud a cambio de la pérdida de peso, y no te lo niego funcionan, sí, pero a corto plazo.

Y es aquí donde entra el Ayuno Intermitente, ya que te permite recuperar tu salud a medida que vas realizándolo. Pero no te confundas, ayuno no quiere decir que te mueras de hambre, sino más bien no es un límite de cuanto puedas comer, más bien es un límite de los tiempos del día en los que puedes comer.

En ayuno intermitente el que eliges cuando ayunar y cuando darte un gusto, eres tú, pero siempre con un propósito.

Durante las partes de "darte un gusto" vas a comer todas tus calorías y nutrientes durante periodos específicos del día, en vez de dividirlos y racionalizarlos durante todo el día. Esto muchas veces es más efectivo que las dietas comunes, ya que de esta manera estamos entrenando a nuestra mente a decirle que debemos comer en un momento determinado del día, en vez de solo hacerlo cuando tenemos ganas, es así como vamos a comer menos calorías que las que podríamos ingerir realizándolo durante todo el día, y por supuesto sin dejar de sentirte satisfecho/a.

Por ejemplo: puedes limitarte a una sola comida por día, tener algunos días de la semana en los cuales no comas para nada, o incluso comer durante periodos cortos de tiempo (por ejemplo de 5 a 8 horas) y lo que queda del tiempo estas en ayunas. Es así que como puedes observar, comerías menos que lo que te dicen que debes comer normalmente las dietas.

Profundizando más en este método, cuando tengas que ingerir todas las calorías que necesitas en un periodo corto de tiempo, te vas a sentir satisfecho muy rápido y vas a ser menos propenso a ingerir más calorías como las que podrías ingerir siguiendo los tiempos tradicionales de las comidas, pero no solo eso sino que no solo estas racionando las calorías, sino programando tus comidas, de manera tal que tu cuerpo va a reaccionar de cierto modo en el cual quemar calorías va a ser mucho más fácil y eficiente.

Te puede sonar contra intuitivo, ya que la mayoría de las personas que he ayudado, piensan que al ayunar le estoy privando al cuerpo de los nutrientes que necesita ya que por decirle de alguna manera lo estoy "haciendo pasar hambre", mientras que esto es cierto, no lo es de tal manera, ya que naturalmente el cuerpo puede pasar un cierto tiempo sin ingerir ningún alimento, al " pasar hambre" va a producir que este acelere el metabolismo por un corto periodo de tiempo, de esta manera esta dieta va a usar esos momentos en los que el metabolismo este acelerado a su conveniencia. Lo cierto es que no vas a ayunar por tanto tiempo que vas a sentir hambre, sino lo suficiente para que el cuerpo acelere el metabolismo antes de que prosigas con la siguiente comida.

Como te decía antes, vas a seguir ingiriendo los nutrientes que son necesarios para tu cuerpo, ya que aunque haya momentos en los cuales no comes, lo importante es ingerir las calorías necesarias para cada día, ya que esto es el "combustible "para tu cuerpo.

¿De qué manera puedes saberlo?

Pues simplemente calcula cuantas calorías necesitas dependiendo del estilo de vida que llevas, y nivel de actividad o sedentarismo y trata de mantenerte cerca de ese número cada día. Así el cuerpo se va a ir acostumbrando a entrar en el modo "hambre".

No solo ingerir calorías es lo más importante, sino también ingerir los nutrientes necesarios. Debes realizar esta dieta de tal manera que sea balanceada, incluyendo frutas, verduras, carnes magras, así mantienes el cuerpo en funcionamiento correcto, para que pueda mantener el metabolismo cuanto sea posible.

Lo que te va a sorprender mucho, es que te vas a sentir satisfecho muchas veces, ya que el correcto balance entre la ingesta de calorías y nutrientes es la base de la dieta. Al no estar pendiente de lo que tienes que comer todo el tiempo te vas a permitir a ti mismo concentrarte en otras actividades.

Peo no te relajes, una parte importante de esta dieta es el ejercicio, ya que te permitirá mantener el metabolismo en funcionamiento, cardio y el levantamiento de pesas puede ser una combinación excelente en estos casos.

Como en cualquier dieta, una parte importante es la disciplina, generalmente porque por momentos se te va a hacer difícil el ayuno, ya que el cambio el cuerpo lo va a sentir, pero una vez que logres acostumbrarte vas a darte cuenta que el ayuno intermitente es una de las dietas más fáciles que puede haber así como una de las más efectivas. Hoy en día la mayoría de la gente cree en cierto tipo de dietas populares del momento, en las cuales gastan mucho dinero y tiempo y no ven ningún resultado a corto plazo y muchas veces ni a largo plazo. Aunque igualmente pierdas algo de peso con estas dietas, muchas de ellas no son saludables para tu cuerpo y ese resentimiento el cuerpo lo siente, y como te dije antes, no vale la pena sacrificar la salud para bajar de peso, eso tenlo siempre presente.

Muchas personas también creen que el ayuno intermitente no funciona o que es una estafa, la verdad es que no es cierto, el ayuno intermitente, como te habrás dado cuenta es una dieta que no funciona de manera convencional como otras dietas del mercado, por lo que no tiene una comparación directa.

- No se trata de limitar tus calorías todo el tiempo

- No se trata de utilizar productos "especiales" o "Light" con el afán de bajar de peso
- No se trata de ingerir alimentos raros o combinaciones fuera de lo común para que mágicamente te hagan bajar de peso.

En el ayuno intermitente cuando limitamos la duración de tiempo en la que podemos ingerir las calorías necesarias, le estamos enseñando al cuerpo como quemar más calorías y ayudar a tu metabolismo a funcionar adecuadamente.

Como te decía anteriormente, el acostumbramiento al ayuno intermitente te va a costar un tiempo, especialmente al principio, pero con práctica y disciplina te darás cuenta que limitar la ingesta de calorías en un determinado tiempo del día no es algo complicado o difícil de hacer.

De seguro luego de leer el primer capítulo te habrás preguntado, que es lo que lo hace tan efectivo, la simple razón es que el cuerpo se comporta bastante diferente cuando está en un estado de "alimentación" que cuando está en uno de "ayuno".

El estado de "alimentación" es cualquier momento en el cual luego de comer el cuerpo se encuentra digiriendo y absorbiendo los nutrientes de las comidas, normalmente este estado comienza a penas 5 minutos después de que termines de comer y, generalmente, tiene una duración de 5 horas (por supuesto dependiendo del tipo de comida que hayas ingerido, ya que la carne en comparación a la pasta toma más tiempo de digestión, y más recursos). Al estar ocupado nuestro cuerpo crea insulina la cual le dice a nuestro cuerpo que guarde la comida en forma de grasa corporal o glucógeno, y es por esta misma razón que es casi imposible quemar grasas cuando tu cuerpo está en modo de reserva de nutrientes. Una vez que la digestión termina, el cuerpo entra en un modo de reserva que puede durar de 10 a 12 horas dependiendo de cada persona. Como veras al cuerpo le lleva todo este tiempo procesar la insulina creada para volver al estado anterior a la ingesta de la comida. Luego que vuelve al estado anterior es cuando el cuerpo vuelve a sentir hambre, modo en el cual vuelve a estar listo para quemar grasas otra vez.

Es por esta sencilla razón que la mayoría de la gente no toma ventaja de este periodo natural del cuerpo para perder peso.

Primero antes que todo, los principales beneficios del ayuno intermitente no son solo la pérdida de peso y la ganancia de musculatura durante el proceso, sino también vas a tener más tiempo y más dinero ya que tu primera preocupación no va a ser la comida, tu enfoque no está en ella, pero es sabido que el ayuno intermitente puede alargar la vida saludable de una persona más de lo normal.

Numerosos estudios demostraron que realizar ayuno hace que tu cuerpo gaste menos energías en lo que respecta a procesar y digerir alimentos, y la utilice en otros procesos metabólicos del cuerpo que realmente se necesitan para poder sobrevivir.

Te preguntaras como puede al ayuno prolongarte el periodo de vida saludable, es to es porque tus celular al no tener que estar preocupadas por gasta energía, se duplican de manera más lenta, lo que prolonga tu vida, si bien suena increíble para ser cierto, está comprobado por diversos estudios ya que los beneficios del ayuno intermitente se ven inmediatamente.

2
MI EXPERIENCIA Y POR QUÉ DEBERÍAS TÚ TAMBIÉN HACER AYUNO INTERMITENTE

Bueno luego del capítulo anterior donde seguramente te informaste más sobre que es realmente el ayuno intermitente, déjame contarte mi experiencia personal del cómo y por qué decidí un día cambiarme de la dieta en la que estaba al ayuno intermitente.

Como toda española, Nací en Benidorm, Alicante, vengo de una familia muy numerosa en donde todos los fines de semanas (y durante la semana) nos juntábamos y hacíamos un banquete enorme para todos, cada uno traía un plato de su especialidad y lo compartíamos entre todos. Es en ese momento donde junto a mi hermana pequeña comíamos de todo lo que había hasta terminar muy satisfechas, nos sentíamos muy llenas y eso es lo que aprendimos que debía ser la manera en la que uno entiende que ha comido suficiente.

Los años pasaron, y el crecer en un ambiente así me pasó la cuenta, crecí con sobrepeso el cual pude hacer frente solo ahora. Era no solo una persona con sobre peso que comía mucho, mi relación con la comida iba más allá, comía y sentía mucho placer.

Un día me desperté en la madrugada con mucho hambre, siendo que había tenido una cena esa misma noche bien abundante. Me dirigí hacia la cocina y al abrir la alacena me di cuenta que debía hacer algo para cambiar, no podría seguir viviendo a base de comida chatarra y bocadillos. Así que al día siguiente decidí investigar todo lo que pudiese sobre las dietas, los tips, o trucos para adelgazar y todo lo que pude encontrar a mi paso. Me lo tome en serio, así que intente la dieta vegetariana, la dieta paleolítica, la dieta cetogenica (Keto Diet) una dieta donde había que ingerir unos jugos para "desintoxicarse". Si bien las dietas me ayudaban a bajar de peso, era mínimo, de 3 a 5 kilos en varios meses, y las seguía a l pie de la letra, no era suficiente.

Como dije antes, sentía placer por la comida, por lo que de vez en cuando me permitía algún alimento prohibido, me daban atracones y ahí estaba de nuevo. Era un círculo vicioso.

Mi mejor amiga es nutricionista, en muchas de las sesiones que compartimos me explico todo sobre los macro nutrientes, el entrenamiento efectivo que debía usar y viendo mi caso personal me recomendó el ayuno intermitente.

Esa fue la primera vez que escuche hablar de esa dieta, una dieta que en vez de hacer que mi peso subiera y bajase constantemente, me ayudaba a bajar de peso y mantenerlo bajo y de ahí seguir bajándolo hasta llegar a mi peso ideal.

Durante os siguientes 3 años logre motivarme y continuar la dieta con mi amiga nutricionista, hasta alcanzar mi peso ideal, pero no era suficiente. Todavía continuaba con el ayuno intermitente y una dieta de bajas calorías de la dieta paleolítica que me ayudaba a mantener mi peso.

Luego la cosa se puso seria cuando de un día para el otro mi peso comenzó a oscilar, pero hacia arriba, así es, estaba ganando peso de nuevo, algo andaba mal en mi dieta. Como viajaba mucho no hacia ejercicio y salía a comer afuera constantemente.

Una visita al doctor y unos exámenes de sangre fueron el punta pie final que necesitaba para tomarme las dietas en serio y mi salud, mi pronóstico según el doctor en los próximos años no era muy bueno y la genética tampoco me acompañaba.

Comencé a motivarme y a tomar en serio la única dieta que me dio resultado, la del ayuno intermitente, afortunadamente hoy en día se puso de moda pero no hay nada enfocado exclusivamente al ayuno intermitente para mujeres, y si es diferente, pero en este libro voy a explicarte esta manera tan simple y efectiva que me ha sido de gran ayuda. Es una forma de comer menos perdiendo grasa, pero también comiendo grandes y satisfactorias comidas. Una solución basada en la simplicidad y por ende, sin un excesivo seguimiento de calorías.

✣ 3 ✣
LA FACILIDAD, SECRETOS Y BENEFICIOS DE LA DIETA

Como dice el título, los beneficios del ayuno intermitente son más prácticos. Todos sabemos que para perder peso, tenemos que comer menos o movernos más, o incluso, ambos al mismo tiempo. Es así como la base fundamental de todas las dietas es obtener ese resultado. Una de las dietas que use por bastante tiempo fue la Dieta Paleolítica, la cual tiene como principal idea la de eliminar todo tipo de alimento procesado y granos. Pero como te comente antes, en esa dieta, pierdes peso porque simplemente comes menos ya que prácticamente eliminaste un grupo alimenticio entero.

Entonces ¿cómo es que el ayuno intermitente te ayuda a que comas menos? Por ejemplo en el ayuno intermitente se recomienda no desayunar hasta el almuerzo, al privarte de la comida hasta ese momento, tienes un tiempo de comer bastante reducido haciendo que el comer menos sea más fácil.

Seguramente has leído en varios lugares que el desayuno es la comida más importante, ya que es la primera apenas nos levantamos, y si bien cada cultura desayuna de una manera diferente, no está comprobado al 100% de los beneficios de este. Lo que sí está comprobado es que las personas que desayunan tienen vidas más estables y menos estresantes por un tema de autogestión.

Entonces al comenzar esta dieta vas a empezar a saltarte el desayuno pero te estarás preguntando ¿Me moriré de hambre? ¿Cómo podre sobrellevar el día sin el desayuno? ¿Qué hare en el trabajo mientras los demás desayunan delante de mí?

La respuesta a todas estas preguntas radica en esta explicación: La razón principal por la que te levantas con hambre se debe primordialmente a una respuesta hormonal. Aun así hay muchas personas que por la mañana se despiertan sin mucho hambre, ya que la mayoría se despierta con hambre y por ende deben desayunar todos los días a la misma hora, ya que el cuerpo envía una señal cada mañana para así mantener en un patrón de funcionamiento. Si ese eres tú debes comenzar a hacerte la idea de que debes adaptarte, esto quiere decir que por dos semanas, mínimo, hasta que tu cuerpo de acostumbre a la idea de no desayunar pasaras un poco de hambre. Pero no es para preocuparse, ya que así como yo también pude pasar por esto, tú también puedes, y te explicare más adelante como puedes sobre llevarlo hasta lograr tu objetivo.

El desayuno es lo más importante ya que luego que te acostumbres a omitir el desayuno y, por ende, a comer más durante el día, estarás bien encaminada a alcanzar tus objetivos en cuanto a perder peso. Todo lo que necesitas de tu parte es fuerza de voluntad y constancia. Sin embargo, para tu fortuna, los beneficios no son solo relacionados con la pérdida de peso, sino que a lo largo del tiempo se sabe que el ayuno intermitente van más allá, adentrándose en materia de productividad, psicología, e incluso, y no menos importante, el beneficio del ahorro que te proveerá.

Déjame explicarte detalladamente estos beneficios:

Beneficios Psicológicos: Si estás leyendo este libro es porque de alguna manera sientes una pasión por comer, e incluso como yo, sientes placer al comer, basta con solo salir a preguntarle a un amigo, si prefiere un buen plato de comida como carne a una ensalada, su respuesta es obvia, "ensaladas fuera". Si bien no hay nada malo en una buena ensalada bien preparada, pero no hay nada como poder disfrutar de la comida que estas comiendo.

Si te dan de comer todos los días pollo con ensalada

vas a dejar esa dieta enseguida por cansancio. Te aburre, es lógico y luego, con el tiempo, dejaras esa dieta.

Aquí es donde el ayuno intermitente hace su magia, ya que como has cambiado la prioridad de los consumos a más tarde en el día, podrás luego comer comidas más grandes y satisfactorias. Sabes bien que es difícil comer en exceso hablamos de más de 2000 calorías en un momento de 9 a 10 horas, a menos que realmente quieras o estés ingiriendo comida chatarra, cosa que como sabes bien no es recomendable ni es saludable para nada. Pero te da muchos márgenes para comer las comidas que más te gustan y así comer hasta que estés satisfecha. Este beneficio solo lo veras en el ayuno intermitente, y en ningún otra dieta, ya que si una amiga te ve siguiendo esta dieta te vera comiendo lo que quieres y en grandes cantidades pensara lo contrario.

Otro beneficio es ayudar a eliminar la "pasión" por los alimentos y el que comer. Muchas de las mujeres que practican el ayuno intermitente se dan cuenta que esto ha ayudado a que actualicen por así decirlo, su punto de vista sobre los alimentos como una fuente de combustible más que como un alivio para el estrés. Ya que el ayuno intermitente te ayuda a aprender las señales del cuerpo respecto al hambre y el cuando realmente necesitas la comida, en lugar de la respuesta automática que siempre recibes.

Para finalizar, tendrás una comida menos que comprar. Esto no significa que no vas a poder desayunar nunca más, vamos, eso no sería justo, a todo el mundo le gusta desayunar bien en las mañanas.

En mí experiencia el omitir el desayuno me ha simplificado la vida inmensamente, ya que compro un tercio menos de productos cada vez que voy al supermercado.

4
RESULTADOS QUE PUEDES ESPERAR DE ESTA DIETA

A lo largo del tiempo mientras realizaba mi dieta, mis amigas y colegas todo el tiempo me preguntaban *¿Qué resultados obtuviste con esa dieta?* Al principio pensé que me juzgaban o querían comparar resultados, pero luego me di cuenta que estaba inspirando a mis amigas a seguir esta dieta del ayuno intermitente, pero lógicamente ellas querían saber qué tipo de resultados podrían obtener y seguro tú también quieres saberlo.

Dar una respuesta exacta a esa pregunta es un poco difícil, ya que depende de muchos factores, como por ejemplo si durante toda tu vida antes de la dieta comías comida chatarra, con muchas grasas, en ese caso te sería fácil eliminar el excedente bastante rápido, pero el tema de la pérdida de peso siempre tiene que ver con la clásica relación de calorías que entran y calorías que salen de tu cuerpo. Déjame darte algunos ejemplos de resultados que obtuve con el ayuno intermitente para así de esta manera puedas tener una referencia a la hora de comprobar los resultados.

DURANTE LA MAÑANA (8-9AM)

Ante de comenzar con la dieta tomaba desayuno, me sentía muy pesada y con poca energía, pero al realizar el ayuno y saltarme el desayuno me siento más ligera y mucho más centrada, solo consumo un poco de café por las mañanas, me levanto bien temprano y me dedico a mi trabajo. Pude notar una gran diferencia en como afronto las mañanas con y sin ayuno.

DURANTE EL MEDIODÍA (12PM EN ADELANTE)

Normalmente a esa hora ya estoy en el trabajo, mis colegas como siempre (y yo también lo hacía) se van a almorzar a algún restaurante, pero en mi caso desde que practico el ayuno, me es más fácil distraerme y no romper la dieta si durante esa hora de almuerzo salgo a dar un paseo por el parque o algún lugar cerca, para despejar mi mente de la comida y continuar con el ayuno. Me hace sentir llena de energía. Contrario a lo que muchos piensan el ejercicio, en este caso una caminata, te ayuda a reprimir el hambre.

DURANTE LA TARDE (A PARTIR DE LA 1PM)

Normalmente mi almuerzo comienza a las 15 hs ya que para mí debe ser lo más tarde posible, ya que según el ayuno intermitente la primer comida debe ser al horario del almuerzo, y estamos hablando de las 13 hs a las 14 hs normalmente, pero me he acostumbrado a estirar el ayuno en ese momento un poco más y es por un tema de comodidad personal; aunque si veo que mi productividad en el trabajo baja por el ayuno que estoy realizando, suelo comerme algo pequeño por ejemplo una fruta, la cual me da la energía que necesito para llegar al almuerzo bien y sin problemas. Esta es mi mejor manera para mantener mis calorías bajas para perder peso.

DURANTE LA NOCHE (8PM A 10PM)

Si el ayuno fue bien hecho me siento muy satisfecha luego de mi comida, por lo que pensar en comer más tarde no pasa por mi mente. Lo que si luego por la noche antes de ir a la cama como una comida no muy grande si es que siento un poco de hambre antes de acostarme, pero básicamente es eso.

Durante el paso del tiempo he ido experimentando con diferentes variaciones, pero esta es la que mejor funciona conmigo y mi cuerpo y también mi estilo de vida, ya que siguiendo este patrón estoy consumiendo aproximadamente 1900 calorías, esto me da un beneficio de perder aproximadamente de 3 a 5 kilos de grasa por semana.

Luego de llegar al peso deseado, incluyo una comida más, así de esta manera me mantengo en ese pedo durante más tiempo.

¿POR QUÉ ES DIFERENTE AYUNO INTERMITENTE PARA MUJERES?

Seguramente te habrá llamado la atención al ver un libro que específicamente se enfoca en como beneficia el Ayuno Intermitente a las mujeres, la realidad es que ahí afuera hay diversos caso de como el ayuno intermitente logra resultados fenomenales en hombres pero si bien la dieta es la misma, en las mujeres suele variar un poco, ya que entran varios factores en juego como el periodo, los cambios hormonales y hasta el embarazo/ lactancia. Pero si te fijas bien también hay muchos casos donde se puede ver como las mujeres pueden tener los mismos, sino mejores, resultados que los hombres practicando el ayuno intermitente.

Como toda mujer lo más importante es que sepas escuchar a tu cuerpo y te adaptes a la manera de alimentación en la cual tú y tu cuerpo funcionen armónicamente.

Luego de que pases el periodo de adaptación, que normalmente ronda las 2 semanas, en el cual sentirás hambre constantemente ya que tu cuerpo está acostumbrándose, lo más importante es que escuches a tu cuerpo.

Por ejemplo si durante los tiempos de ayuno sientes que todas las personas te irritan o te sientes en ti misma irritada, es un claro signo de que debes comer más. En mi caso personal que sigue en el siguiente capítulo, hablo de como alargo mi ayuno durante la primer comida, la cual es el almuerzo, pero en el caso de que me sienta molesta o irritada directamente no la aplazo y como en el horario habitual.

Si la primer comida abundante del día te hace sentir somnolienta, come dos comidas de tamaño medio en vez de lo normal o directamente no comas carbohidratos antes de acostarte.

Lo ideal y principal es que no estés constantemente sufriendo de hambre, para las mujeres en comparación a los hombres, puede significar elegir un periodo más amplio para comer. Por ejemplo en lugar de ayunar 16 horas, acórtelo a 12.

Como te comentaba uno de los beneficios que no se habla mucho del ayuno intermitente es que existe una mayor intuición sobre lo que tu cuerpo necesita. Te pone en sintonía con las verdaderas señales de hambre, con las verdaderas señales de satisfacción luego de comer y también con las señales de cuando estás bien y no necesitas nada más.

Volviendo al tema la verdad es que las mujeres experimentamos el ayuno intermitente de manera muy distinta a los hombres, es por eso que los resultados varían tanto entre hombres y mujeres si los comparamos. Los beneficios psicológicos y físicos son los mismos pero lo que si cambia es el enfoque.

Como te comentaba anteriormente, hay ciertos aspectos biológicos que entran en juego cuando una mujer realiza el ayuno intermitente.

Está visto que sí, el ayuno puede causar un desequilibrio hormonal en las mujeres, en la medida de que tan susceptible seas a las señales de hambre del cuerpo, ya que el cuerpo comenzara a producir más hormonas del hambre si se siente en un periodo de inanición. Es por esto que cuando dejes de ayunar te sentirás con un hambre voraz. Y esto es normal ya que si estuvieses embarazada, esta es la manera en la que tu cuerpo protegería a un futuro feto en tu vientre (así es, incluso sin estar embarazada también).

Otras de las situación a las que las mujeres no enfrentamos a diario es a las dietas, al engañarnos e ignorar las señales de hambre que frecuentemente invaden nuestro cuerpo, pero esto puede tener consecuencias como detener la ovulación por ejemplo.

Estos son los signos de desequilibrio hormonal en las mujeres para que lo tengas en cuenta:

- Cansancio
- Estados de ánimo cíclicos
- Hinchazón
- Dolor en el cuerpo
- Irregularidad en el periodo menstrual

Pero, luego de leer esto, ¿cómo podrías hacer para poder seguir con el ayuno intermitente y no verte afectada por esto?

Si experimentas alguno de estos síntomas te recomiendo que pares el ayuno de inmediato. Si luego de realizar esto los síntomas se van rápidamente, quiere decir que estabas utilizando una técnica de ayuno bastante agresiva, solo espera que lo síntomas se estabilicen y prueba con un tipo de ayuno más moderado.

Para evadir un posible desequilibrio hormonal se recomienda no ayunar todos los días, sino en días consecutivos, de esta manera logramos que nuestras hormonas actúen de manera correcta y se vayan acostumbrando. De manera que luego del acostumbramiento vayas aumentando de manera gradual el ayuno hasta alcanzar un punto en el cual sea cómodo para ti y tu cuerpo.

En mi caos personal comienzo con un ayuno que va de 12 a 16 horas durante tres días a la semana (lunes, miércoles y viernes) pero nunca de manera consecutiva. Conjuntamente con sesiones de entrenamiento menos duraderas.

Mi dieta personal:

- Ayuno 3 veces a la semana, en días no consecutivos (lunes, miércoles y viernes).
- Cuando ayuno realizo actividades al aire libre como Yoga y salgo a caminar por una hora.
- Ayuno de 12 a 16 horas dependiendo de mi estado de ánimo y mi carga laboral.
- Tomo mucha agua. El café lo utilizo como un empuje entre comidas para llegar a la hora del ayuno sin mucho hambre de por medio.

Como toda mujer sabe al llegar a los 50 años de edad conjuntamente con la menopausia nuestro cuerpo y metabolismo cambia radicalmente.

Como debes saber al cambiar el metabolismo (ya que se hace más lento) se produce un aumento de peso y es aquí donde el ayuno intermitente puede ayudar a prevenir ese aumento de peso. Ya que al tener un metabolismo más lento, el ayuno intermitente ayuda a evitar que comas en exceso sobre una base diaria.

Está demostrado que practicar el ayuno intermitente disminuye el colesterol y la presión sanguínea, incluso sin perder mucho peso, esto es favorable ya que a partir de los 50 años las mujeres suelen desarrollar diferentes tipos de enfermedades crónicas de presión arterial alta y colesterol alto también.

En el caso que tengas una patología, o una enfermedad crónica, o tomando una medicación para estas, si este es tu caso, no se te ocurra realizar el ayuno sin la supervisión ni la autorización de un médico.

❧ 6 ☙
CREA TU PROPIA DIETA PASO A PASO Y EN BASE A TU ESTILO DE VIDA

Muy bien ya hemos llegado a la parte más importante de este libro, pero antes que nada es crucial dejar en claro algunos conceptos básicos. Primero antes que nada sabes que para perder peso tienes que comer menos de lo que comes normalmente. Si ya sé, pero te estarás preguntando ¿cuánto menos?

Primero y principal debes encontrar cuál es la base y cantidad de alimento que te permita mantener tu peso actual. Esta es la cantidad de calorías que tu cuerpo utiliza aunque no estés realizando ninguna actividad, es la base del funcionamiento de tu cuerpo, para poder realizar tus actividades en el día a día.

Como es una ciencia exacta, hay diversas fórmulas matemáticas que puedes utilizar para obtener un número aproximado, digo aproximado porque no es al cien por ciento algo fiable, pero la verdad es que eso no importa mucho en este momento. Lo que sí importa es que si quieres bajar de peso debes comer menos de lo que deberías. Aquí te dejo algunas páginas donde puedes calcular tu ingesta de calorías:

http://www.caloriasdiarias.es/

https://es.calcuworld.com/calculadora-nutricional/calculadora-de-calorias-harris-benedict/

Luego que obtengas tu número sabrás que comiendo como normalmente lo haces mantendrás ese peso.

Como te dije anteriormente, para bajar de peso debes comer menos de lo que comes normalmente, para saber eso depende mucho de ti y de tu estilo de vida, pero se recomienda normalmente que no sea bajo como diez veces tu peso objetivo.

Si comes menos de eso te estarías causando un estrés innecesario y que eventualmente podría derivar en un atracón. Obviamente no quieres eso, quieres que esta dieta resuelva tu problema con el peso y que no tengas que volver a realizar otra dieta nunca más.

Ahora que tienes tu déficit calórico, el cual es la resta entre tu base calorías diarias y tu límite de dieta.

Déjame darte unos consejos sobre qué cosas puedes comer. Te recomiendo obtener fuentes proteicas de los vegetales principalmente, ya que tienen muchas vitaminas y minerales y te mantendrán satisfecha por más tiempo.

¿CÓMO SABES SI ESTAS COMIENDO EN TU DÉFICIT?

Para este tipo de tareas puedes conseguir una aplicación para tu móvil que te ayude con el seguimiento de la dieta. Una que te permita realizar un seguimiento de alimento por alimento que ingieras día a día. Te recomiendo que intentes tener varias comidas iguales para que se te haga mucho más fácil el seguimiento.

En mi caso personal una sola comida me mantiene en mi déficit y con esto logro ir perdiendo peso de a poco. Es posible que descubras que el hecho de perder peso comienza a interferir con tu ritmo de vida. Muchas veces vas a llegar a lo que se llama el "tope" donde tu cuerpo se queda estancado y no baja más de peso por mucho que lo intentes. Esto es porque como está diseñado nuestro cuerpo para adaptarse rápidamente, tu cuerpo con el tiempo va a comenzar a acostumbrarse al déficit y por ende las hormonas terminan diciéndole al cuerpo que se aferre a ese peso.

¿CÓMO SE LOGRA SUPERAR ESE "TOPE"?

Simplemente dejando que tu cuerpo descanse, tomarte un receso de la dieta volviendo a comer dentro de tu base calórica. En mi caso personal eso significa comer una segunda comida a parte de la que ya ingiero. Una vez que hayas realizado esto vuelve de nuevo al déficit y veras como tu peso continua bajando.

7
¿QUÉ TAN IMPORTANTE ES EL EJERCICIO?

Muy bien ya hemos llegado a la parte más controversial de todas, el ejercicio, como sabes la mayoría de las dietas incluyen un complemento de ejercicio, y el ayuno intermitente no es la excepción. Ya que el ejercicio es muy importante para tu salud.

Mucha gente piensa que no es muy saludable entrenar en ayunas, pero nada está más lejos de la realidad. Está comprobado que si se puede entrenar normalmente sin haber ingerido ningún alimento (a nivel cardio como a nivel ejercicios de peso). Como siempre adaptarse es la parte más difícil. Pero en mi caso personal entrenar en ayunas es bastante cómodo ya que al tener el estómago vacío te sientes más ligera.

Se recomienda realizar regularmente caminatas de una hora como complemento de la dieta. Como te comentaba antes, muchas veces cuando siento hambre durante mi jornada de trabajo salgo a caminar para despejar mi mente y olvidarme del hambre. Es por esto que te lo recomiendo ya que me ha dado resultados fantásticos. Cómo habrás leído en capítulos anteriores mi rutina involucra una caminata de una hora ceca de la hora del almuerzo mientras todos mis colegas disfrutan del almuerzo. Las caminatas son cruciales para el ayuno intermitente ya que cuando estas ayunando y sales a caminar, tu cuerpo comienza a transformar la grasa que tienes en tu cuerpo almacenada en energía para que puedas continuar caminando. Así que ya vez cómo esta es una manera muy positiva y saludable de hacerle frente al ayuno.

La caminata también te puede ayudar como un balance para tu dieta, digamos que por ejemplo te tentaste e ingeriste alguna porción pequeña de alimento que no deberías haber digerido, no hay problema bastaría con salir a caminar y el resto es historia, caminado por una hora quemarías las calorías que acabas de ingerir instantáneamente.

La pérdida de masa muscular no es un problema tampoco, ya que eso depende del total de proteínas y calorías que consumas en el día a día, y por supuesto, también del tipo y duración de entrenamiento que realizas.

Una buena manera de prevenir la perdida muscular es realizando entrenamientos de fuerza.

8

CONCLUSION

A modo de concluir con este libro y agradecerte por tomarte el tiempo de leerlo, quería aclarar algunas cosas antes de culminar. Muchas personas han probado el ayuno intermitente, algunos con éxito otros con resultados moderados, pero todos con resultados en fin, lo importante es que tengas en mente que dos personas nunca van a responder de igual manera al proceso, es por esto que te recomiendo que siempre escuches a tu cuerpo, ve las señales que te envía, si te ves en una situación en la cual te sientes débil no solo en lo que respecta a tu cuerpo sino también anímicamente hablando, solo date un respiro, suspende por unos días y vuelve a comenzar, si vez que esto es recurrente solo cambia de método.

Pero bueno no se queman grasas solo hablando así que, está bueno que hayas tomado la decisión de comenzar con el ayuno intermitente, y comprar este libro fue el primer paso, pero en este momento quiero que te motives y tomas acción masiva hacia tu objetivo ya sea perder peso, ganar musculatura, etc., el ayuno intermitente no es una caminata, es una carrera y debes llegar hacia el final y como toda carrera te tienes que preparar de a poco para llegar al final, no te lanzas de una a correr sin ninguna intención ni ningún objetivo en la cabeza.

Como te comente anteriormente este libro aborda el ayuno desde un punto de vista más avanzado, si recién comienzas puedes ver mi otro libro dedicado para principiantes.

Por ultimo me gustaría pedirte que si encontraste en este libro una gran ayuda, me gustaría saber tus comentarios dejándome una review de este libro para poder mejorarlo y continuar brindando grandes libros a ustedes, mis lectores, a los cuales aprecio mucho.

Sin más, me despido
Un abrazo grande

www.ingramcontent.com/pod-product-compliance
Lightning Source LLC
Chambersburg PA
CBHW021452070526
44577CB00002B/375